BEI GRIN MACHT SICH IHR WISSEN BEZAHLT

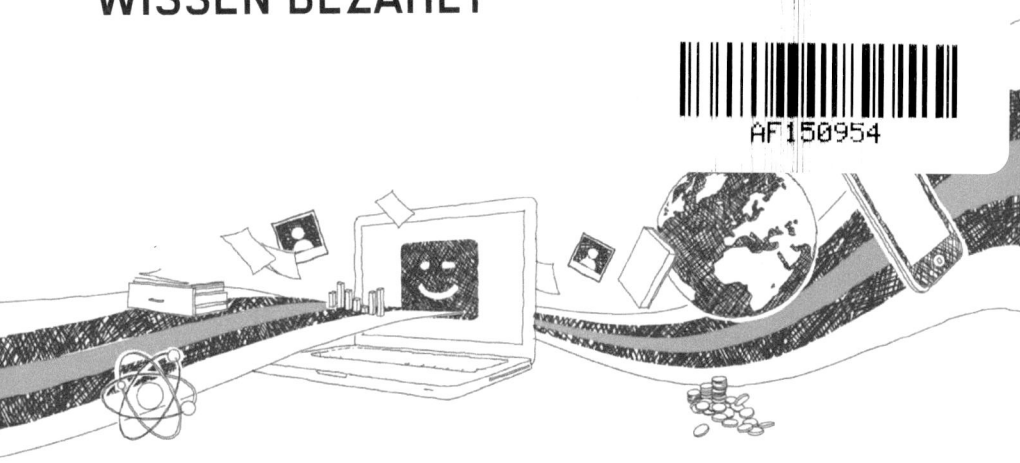

AF150954

- Wir veröffentlichen Ihre Hausarbeit, Bachelor- und Masterarbeit

- Ihr eigenes eBook und Buch - weltweit in allen wichtigen Shops

- Verdienen Sie an jedem Verkauf

Jetzt bei www.GRIN.com hochladen und kostenlos publizieren

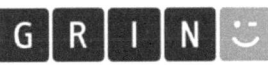

Jan Helling

Wertkette in Medizinbetrieben

GRIN Verlag

Bibliografische Information der Deutschen Nationalbibliothek:

Die Deutsche Bibliothek verzeichnet diese Publikation in der Deutschen National-
bibliografie; detaillierte bibliografische Daten sind im Internet über http://dnb.d-
nb.de/ abrufbar.

Impressum:

Copyright © 2009 GRIN Verlag GmbH
Druck und Bindung: Books on Demand GmbH, Norderstedt Germany
ISBN: 978-3-640-44446-5

Dieses Buch bei GRIN:

http://www.grin.com/de/e-book/136184/wertkette-in-medizinbetrieben

GRIN - Your knowledge has value

Der GRIN Verlag publiziert seit 1998 wissenschaftliche Arbeiten von Studenten, Hochschullehrern und anderen Akademikern als eBook und gedrucktes Buch. Die Verlagswebsite www.grin.com ist die ideale Plattform zur Veröffentlichung von Hausarbeiten, Abschlussarbeiten, wissenschaftlichen Aufsätzen, Dissertationen und Fachbüchern.

Besuchen Sie uns im Internet:

http://www.grin.com/

http://www.facebook.com/grincom

http://www.twitter.com/grin_com

EUROPEAN BUSINESS SCHOOL

International University Schloss Reichartshausen

Hausarbeit

im Rahmen der Lehrveranstaltung

„Projektmanagement und -techniken" im Modul 2-9 GM

„Organisationsentwicklung"

Block II

2008/2009

Wertkette in Medizinbetrieben

Name: Dr. med. Jan F. Helling

Abgabedatum: 02. April 2009

Inhaltsverzeichnis

Abkürzungsverzeichnis

DRG	Diagnosis Related Group (Fallpauschale)
GOÄ	Gebührenordnung für Ärzte
HL7	Health Level 7 (Gruppe internationaler Standards für den Austausch von Daten im Gesundheitswesen)
HMO	Health Maintenance Organisation
IGEL	Individuelle Gesundheitsleistungen
IV	Integrierte Versorgung (nach §140 a-d SGB V)
KIS	Krankenhausinformationssystem
KV	Kassenärztliche Vereinigung
MS	Multiple Sklerose
MVZ	Medizinisches Versorgungszentrum
PET-MR	Kombination von Positronen-Emissions-Tomographie mit Magnet-Resonanz-Tomographie in einem (Groß-)Gerät
SCM	Supply Chain Management
SGB V	Sozialgesetzbuch, 5. Buch (Gesetzliche Krankenversicherung)

Abbildungs- und Anhangsverzeichnis

1 Einleitung

1.1 Problemstellung

Durch die zahlreichen Reformen der letzten Jahre mit zum Teil erheblichen Änderungen auch der Abrechnungsmechanismen[1] ist im deutschen Gesundheitswesen ein bisher kaum gekannter ökonomischer Druck entstanden. Auch zukünftig ist mit weiteren Änderungen zu rechnen[2]. Inwieweit möglicherweise aufgrund der gegenwärtigen internationalen Finanz- und Wirtschaftskrise einbrechende Einnahmen der gesetzlichen Krankenversicherung nach der Bundestagswahl im September 2009 zu Änderungen im Sinne von weiteren Einschränkungen auf der Ausgaben-/Leistungsseite führen werden, ist nicht vorhersehbar. Diesen z.T. dramatischen Änderungen auf der Erlösseite stehen auch in Medizinbetrieben steigende Kosten und zunehmende Qualitätsanforderungen entgegen. Durch diesen (externen) Druck bedingt werden zunehmend auch in Medizinbetrieben in anderen Brachen bekannte und z.t. bewährte Analyseinstrumente und Managementmethoden eingesetzt.[3]

1.2 Ziel und Aufbau der Arbeit

Ziel dieser Arbeit ist es daher, zu untersuchen, in wieweit die Analysemethode der Wertkette nach Porter auf Medizinbetriebe übertragbar ist. Für diese Untersuchung wird zunächst das Konzept der Wertkette und darauf aufbauender Konzepte (Wertschöpfungskette, Supply Chain Management) dargestellt und erläutert. Anschließend wird unter Berücksichtigung der Besonderheiten von Medizinbetrieben kritisch geprüft, ob für diese Anpassungen des Konzeptes erforderlich sind. Nachfolgend wird kurz dargestellt, welche praktischen Konsequenzen sich daraus für die Analyse und ggf. Gestaltung von Prozessen in Medizinbetrieben (sowohl innerhalb eines Betriebes als auch betriebsübergreifend) auch in Hinblick auf klinische Behandlungspfade ergeben.

---

[1] Exemplarisch seien hier nur die Einführung von Fallpauschalen (DRGs) zur stationären Abrechnung 2003/2004 und die Änderungen im Einheitlichen Bewertungsmassstab und zur Honorarverteilung zur ambulanten Abrechnung zum 01.01.2009 genannt.

[2] Bereits angekündigt sind z.B. eine Reform der amtlichen Gebührenordnung für Ärzte (GOÄ) und die Einführung von Fallpauschalen für die stationäre Psychiatrie/Psychosomatik.

[3] Als ein herausstehendes und breit bekanntes Projekt kann hier z.B. die Beratung des Universitätsklinikum Freiburg durch McKinsey und Porsche genannt werden. (Vgl. z.B. Moscho, Rowold & Wettke, 2006)

2 Grundlagen und Begriffsbestimmungen

2.1 Wertkette (Value Chain)

Das Konzept der Wertkette (im englischsprachigen Original „value chain") geht auf M. Porter zurück.[4] Um Wettbewerbsvorteile eines Unternehmens analysieren zu können, gliedert Porter ein Unternehmen mit Hilfe der Wertkette in strategisch relevante Tätigkeiten, von ihm „Wertaktivitäten" genannt.[5] Abbildung 1 zeigt diese Aktivitäten. Die „primären Aktivitäten" gliedert Porter in Eingangslogistik, Operationen, Marketing & Vertrieb, Ausgangslogistik sowie Kundendienst. (unterer Anteil der Abbildung 1). Die „unterstützenden Aktivitäten" beschreibt er als Unternehmensinfrastruktur, Personalwirtschaft, Technologieentwicklung und Beschaffung (obere Hälfte der Abbildung 1). Diese Aktivitäten werden dann weiter in Kategorien untergliedert, welche dann weiter in einzelne Aktivitäten unterteilt werden (hier nicht dargestellt). Diese einzelnen Aktivitäten stellen dann bestimmte Prozesse im Unternehmen dar.

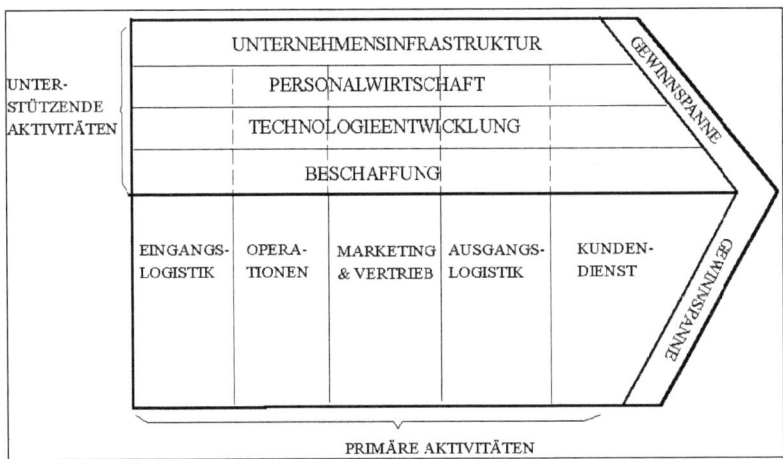

Abbildung 1: Wertkette nach Porter (2000, S. 66)

---

[4] Auf andere überwiegend ähnliche Konzepte wie z.B. das durch „Vorlaufphase" und „Nachlaufphase" der Produktion ergänzte von Kaplinsky und Morris (2001, S. 5) wird in dieser Arbeit nicht weiter eingegangen.

[5] (Porter, 2000, S. 63-96)

Ist ein Unternehmen mit Untereinheiten in unterschiedlichen Branchen tätig, können sich diese Aktivitäten je nach Branche unterscheiden. Sie sind jedoch eng miteinander verknüpft und sind nur in Zusammenhang mit der Wertkette des Unternehmens insgesamt analysier- und verstehbar.

Die Wertkette ermöglicht also eine prozessorientierte Darstellung des Unternehmens und seiner Untereinheiten. Je nach Branche, Historie und Strategie des Unternehmens können sich diese Prozesse unterscheiden. Aus der Summe aller Prozesse/Wertaktivitäten ergeben sich laut Porter der Wettbewerbsvorteil des Unternehmens sowie die Gewinnspanne. Die Wertkette ist dabei ein umfassendes (und anspruchsvolles) Analyseinstrument, mit dem letztlich sämtliche Unternehmensprozesse dargestellt werden können.

2.2 Wertschöpfungskette (Supply Chain)

Die Wertkette innerhalb eines Unternehmens ist in aller Regel mit Wertketten anderer Unternehmen (oder zumindest des Endabnehmers) verbunden. Insbesondere sind hier vorgelagerte Wertketten von Lieferanten und nachgelagerte Wertketten z.B. des Vertriebs zu nennen. Porter bezeichnet dieses System von nacheinander geschalteten Wertketten als „Wertsystem" (im Original „value system")[6]. Hierbei können unterschiedliche Teilbereiche des Unternehmens, z.B. „Produktionslinien", in unterschiedliche Wertsysteme eingebunden sein.

Die Terminologie in der Literatur ist dabei uneinheitlich. Die Begriffe „Wertsystem", „Wertschöpfungskette", „Lieferkette", z.T. aber auch „Wertkette" oder „Wertekette" werden nicht immer sauber voneinander abgegrenzt. In dieser Arbeit wird nachfolgend der Begriff „Wertschöpfungskette" verwendet. Hierdurch werden im Sinne des Wertesystems von Porter nacheinander geschaltete Wertketten einzelner Unternehmen betrachtet. Als Wertschöpfung von Medizinbetrieben mit der Erbringung von Gesundheitsleistungen wird in dieser Arbeit die (positive) Veränderung des Gesundheitszustandes eines Patienten (auch im Sinne einer Vorsorgeleistung) betrachtet.

---

[6] (Porter, 2000, S. 63)

2.3 Supply Chain Management

Für den Begriff „Supply Chain Management" (SCM) existiert keine anerkannte und verbreitete deutsche Übersetzung, die wörtliche Übersetzung „Lieferkettenmanagement" ist unüblich.

Auch besteht keine allerseits anerkannte Standard-Definition von SCM. Eine umfassende aktuelle Definition lautet: *„Der Begriff Supply Chain Management (SCM) bzw. Lieferkettenmanagement bezeichnet die Planung und das Management aller Aufgaben bei Lieferantenwahl und Beschaffung, Umwandlung und aller Aufgaben der Logistik. Insbesondere enthält es die Koordinierung und Zusammenarbeit der beteiligten Partner (Lieferanten, Händler, Logistikdienstleister, Kunden). SCM integriert Management innerhalb der Grenzen eines Unternehmens und über Unternehmensgrenzen hinweg."* (Council of Supply Chain Management Professionals (CSCMP); Deutsche Übersetzung aus Wikipedia).

2.4 Medizinbetrieb

Als Medizinbetriebe werden Betriebe, die Gesundheitsleistungen erbringen, bezeichnet (Seelos, 2000, S. 315-316). Dieses können z. B. ärztliche Praxen, medizinische Versorgungszentren (MVZ), Akutkrankenhäuser sowohl im ambulanten wie im stationären Bereich, Rehabilitationskliniken, Rettungsdienste aber auch Praxen von z.B. Physiotherapeuten, Logopäden oder Ergotherapeuten sein. Die Erbringung von Gesundheitsleistungen durch Medizinbetriebe weist gegenüber anderen Leistungen, auch gegenüber anderen Dienstleistungen, einige Besonderheiten auf, auf die in Kapitel 3.1 eingegangen wird.

Primäres „Produktionsziel" der Medizinbetriebe ist dabei die Verbesserung des Gesundheitszustandes des Patienten. Dieses muss nicht immer die vollständige Heilung/Genesung sein, auch die Linderung von Krankheit und Leid z.B. in der Palliativmedizin gehört dazu. Als Sonderfälle können darüber hinaus geburtshilfliche Behandlungen sowie (medizinisch nicht notwendige) Schönheitsoperationen genannt werden.

2.5 Klinischer Behandlungspfad

Für den Begriff „Klinischer Behandlungspfad" existiert eine Vielzahl von Synonymen und Definitionen. Eine anwendungsorientierte Definition lautet: *„Ein klinischer Behandlungspfad ist der im Behandlungsteam selbst gefundene berufsgruppen- und insti-*

tutionenübergreifende Konsens bezüglich der besten Durchführung der Krankenhaus-Gesamtbehandlung unter Wahrung festgelegter Behandlungsqualität und Berücksichtigung der notwendigen und verfügbaren Ressourcen sowie unter Festlegung der Aufgaben und der Durchführungs- und Ergebnisverantwortlichkeiten. Er steuert den Behandlungsprozess, ist gleichzeitig das behandlungsbegleitende Dokumentationsinstrument, und erlaubt die Kommentierung von Abweichungen von der Norm zum Zwecke fortgesetzter Evaluation und Verbesserung." (DRG-Research Group Universitätsklinikum Münster). Diese Definition beschreibt allerdings einen Behandlungspfad als nur für die „Durchführung der Krankenhaus-Gesamtbehandlung" gültig. Diese Beschränkung auf die Behandlung in genau einen Medizinbetrieb (noch dazu nur das Krankenhaus) greift zu kurz. Ein Pfad kann ebenso eine Behandlung übergreifend über mehrere beteiligte Medizinbetriebe beschreiben. Ein institutionsübergreifender Behandlungspfad kann dabei als Wertschöpfungskette aufgefasst werden. Nicht vergessen werden darf dabei aber, dass die Komplexität des Pfades selber und z.B. bei seiner Erstellung (aufgrund der notwendigen institutionenübergreifenden Abstimmung) sich dadurch deutlich erhöhen.

Ein Pfad beschreibt also – als Prozessbeschreibung – den Gang eines Patientenkollektives durch den Behandlungsverlauf. Er zerlegt die Behandlung dabei in einzelne Prozessschritte. Unter Zugrundelegung der Konzepte von Wertkette und Wertschöpfungskette ergeben sich verschiedenartige Möglichkeiten zur Analyse dieses Prozesses z.B. in Hinblick auf die beteiligten Leistungserbringer, die benötigten Ressourcen, aber auch die verursachten Kosten.

Zwischen Behandlungspfaden und Prozesslandkarten[7] besteht eine enge inhaltliche Verknüpfung. In der Regel kann davon ausgegangen werden, dass Behandlungspfade den Weg des Patienten durch die Behandlung detaillierter beschreiben, also eine weitere „Zerlegung" der Prozesse zu Einzelschritten erfolgt. Auch soll wie oben angegeben der Behandlungspfad nicht nur den Weg des Patienten beschreiben, sondern auch der Dokumentation dienen. Eine Analyse der Kosten der einzelnen Schritte des Behandlungspfades stellt dabei eine weitere interessante wie nützliche Option dar.[8]

---

[7] Auf diese wird in Kapitel 4 näher eingegangen.

[8] Eine umfangreiche Literaturliste zu Behandlungspfaden findet sich z.B. unter http://drg.uni-muenster.de/de/behandlungspfade/bpliteratur.php

3 Wertkette in Medizinbetrieben

3.1 Besonderheiten der Leistungserbringung in Medizinbetrieben

3.1.1 Gesundheitsleistungen

Gesundheitsleitungen weisen ein sehr breites Spektrum auf: Exemplarisch seien hier nur eine geplante Massage z.b. bei muskulären Verspannungen als „einfache" Leistung und eine Notfallversorgung eines polytraumatisierten Patienten in einem Krankenhaus mit Zusammenwirken verschiedener medizinischer Fachdisziplinen als „komplexe" Leistung genannt. Handelt es sich bei der Massage um eine planbare Leistung, ist dieses beim Polytrauma im konkreten Fall weder für Patient noch Krankenhaus vorhersehbar. Insofern ist für bestimmte Gesundheitsleistungen auch eine Vorhaltung zur Notfallversorgung erforderlich.

Die Erbringung von Gesundheitsleistungen durch Medizinbetriebe weist aber auch einige andere Besonderheiten auf[9]: Sie werden durch das uno acto-Prinzip definiert, d.h. sie sind weder lager- noch transportfähig. Darüber hinaus ist die Präsenz des Patienten zur Leistungserbringung zwingend erforderlich. Wegen des direkten Zusammenwirkens von Anbieter und Patienten bestehen darüber hinaus persönliche, räumliche und zeitliche Präferenzen des Patienten.

Aufgrund von bestehenden Unterschieden von nationalen Gesundheitssystemen wird nachfolgend besonders auf das deutsche Gesundheitswesen eingegangen.

3.1.2 Bezahlung

Auch die Bezahlung dieser Leistungen weicht z.B. von der Bezahlung von z.B. Konsumgütern oder Lebensmitteln ab: So besteht zwar die Möglichkeit, dass Leistungen vom Leistungsempfänger (=Patienten) unmittelbar an den Leistungserbringer bezahlt werden, z.B. bei Leistungen der individuellen Gesundheitsfürsorge (sog. IGEL-Leistungen). Der weit überwiegende Teil der Leistungen wird jedoch über Krankenkassen/Krankenversicherungen vergütet. Im System der gesetzlichen Krankenversicherung zahlt der Patient die Leistung nicht selber, in der Regel erfährt er nicht einmal den Preis, den seine Krankenkasse dem Leistungserbringer zahlt. Zum Teil erfolgen diese Zahlungen noch dazu über Dritte, wie im Bereich der niedergelassenen Ärzte über die kassen-

---

[9] (vgl. auch Seelos, 2000, S. 218)

ärztlichen Vereinigungen (KVen). Auch sind diese Preise mit verschiedenartigen, z.T. komplexen Systemen reglementiert. (Exemplarisch können die Gebührenordnung für Ärzte (GOÄ), der Einheitliche Bewertungsmassstab (EBM) sowie das System der DRG-Fallpauschalen genannt werden).

3.1.3 Marktzugang

Auch der Zugang zum Markt für Gesundheitsleistungen weist Besonderheiten auf. Zum einen ist für den Marktzugang eine besondere, staatlich reglementierte Qualifikation, z.b. als Arzt, Physiotherapeut, Altenpfleger usw. notwendig. Zum anderen bestehen weitere Beschränkungen für den Marktzugang in Form von z.b. (Länder-)Kranken-hausplanungen und Bedarfsplanungen mit Zulassungsbeschränkungen für niedergelas-sene Ärzte, die an der Versorgung von gesetzlich krankenversicherten Patienten teil-nehmen wollen.

3.1.4 Qualität

Auch in Hinblick auf die Qualität der erbrachten Leistungen bestehen einige Besonder-heiten. Zwar erfährt der Kunde (=Patient) die Leistung „am eigenen Leibe", in der Re-gel ist die tatsächliche Qualität der Leistung für ihn aber nicht erkennbar. Auch ein Qua-litätsvergleich vor der Behandlung ist für den Patienten in der Regel nicht möglich. Zwar lassen sich für Krankenhäuser aus den gesetzlich vorgeschriebenen Qualitätsbe-richten[10] Zahlen z.b. zur Eingriffshäufigkeit, Ausstattung mit Personal und Apparaten und (allerdings nur einzelne) Ergebnisse der externen vergleichenden Qualitätssiche-rung[11] herauslesen. Für den medizinischen Laien ist es daraus aber in der Regel nicht möglich, sich ein Bild der tatsächlichen Qualität der Leistungserbringung zu machen. Auch ein Vergleich der Qualität wie z.B. für Autos oder Handys durch Fachzeitschriften oder für viele andere Güter z.B. durch die Stiftung Warentest fehlt. Daher bestehen ver-schiedenartige Mechanismen zur Qualitätssicherung[12] wie z.B. Qualifikationsanforde-rungen, Mindestanforderungen an apparative Ausstattungen, Mindestmengenregelun-gen, Regelungen zur externen vergleichenden Qualitätssicherung und eine Vielzahl

---

[10] Nach §137 (1) Satz 3 Nr.6 SGB V, Abruf der Berichte z.B. unter http://profi-gba.gkvnet.de/Default.aspx

[11] Insb. aus dem sog. „BQS-Verfahren"

[12] Auf Basis verschiedener gesetzlicher Grundlagen, z.B. durch den G-BA oder die KVen

mehr. Die Auswahl eines Medizinbetriebes erfolgt daher in der Regel auf Basis „weicher Faktoren" wie insb. Empfehlungen durch den Hausarzt oder Bekannte.

3.1.5 Der Patient als „Kunde"

In Notfällen erfolgt eine solche Auswahl ggf. gar nicht mehr, der Patient wird durch den meist monopolistisch betriebenen Rettungsdienst in das „nächstgelegene geeignete" Krankenhaus zur weiteren Behandlung verbracht. Hier kommt es also ggf. zu einer Einschränkung der Souveränität des Patienten, ebenso wie z.b. der gesetzliche krankenversicherte Patient nur bei zugelassenen Ärzten (und anderen Leistungserbringern) einen Anspruch auf Übernahme der Kosten durch seine gesetzliche Krankenversicherung hat.

Nicht zuletzt ist für die Erbringung von Gesundheitsleistungen nicht nur die Anwesenheit, sondern häufig auch die aktive Mitwirkung des Patienten erforderlich. So erfolgt beispielsweise eine Operation in Vollnarkose zwar ohne direkte Mitwirkung des Patienten, bei der nachfolgenden Genesung und Rehabilitation dagegen ist seine Mitwirkung unabdingbar.

3.2 Weiterentwicklungen der Wertkette

Aus den Besonderheiten der Leistungserbringung in Medizinbetrieben folgt, dass die Aktivitäten der Wertkette nach Porter nur eingeschränkt bzw. nur mit Anpassungen auf diese übertragbar sind. In der Literatur finden sich für bestimmte Arten der Leistungserbringung angepasste bzw. weiterentwickelte Wertketten. Zwei Beispiele werden nachfolgend dargestellt und – darauf basierend – eine Wertkette für Medizinbetriebe entwickelt.

3.2.1 Wertkette für Dienstleistungsunternehmen

Altobelli und Bouncken (1998) haben die Portersche Wertkette für „Dienstleitungsunternehmen mit projektorientierter Leistungserbringung" weiterentwickelt/modifiziert. Bei Medizinbetrieben handelt es sich in der Regel um Dienstleistungsunternehmen. Auch kann eine einzelne oder eine (geplante) Abfolge von Behandlungen als Projekt aufgefasst werden. Daher ist es für die Entwicklung einer Wertkette für Medizinbetriebe sinnvoll, diese Modifikation näher zu betrachten. Wie in Abbildung 2 dargestellt haben die Autoren die unterstützenden Aktivitäten unverändert von Porter übernommen. Die primären Aktivitäten sind jedoch modifiziert: Bestanden diese bei Porter aus der Abfolge von Eingangslogistik, Operationen, Marketing & Vertrieb, Ausgangslogistik und Kundendienst so beschreiben die Autoren hier Akquisition, Eingangslogistik, Kontakt-

phase und Nachkontaktphase. Fasst man „Kontaktphase" hier entsprechend der Porter-
schen „Operationen" als die Aktivität der eigentlichen Leistungserbringung auf, fällt
hier insbesondere der Austausch von „Marketing & Vertrieb" durch „Akquisition" auf.
Diese Aktivität ist an den Beginn der Wertkette verschoben. Hieraus wird also klar, dass
anders als z.b. in der Wertkette einer Warenproduktion die Erbringung einer Dienstleis-
tung nur dann überhaupt möglich ist, wenn der Kunde zuvor hierfür gewonnen werden
konnte. Dieses gilt natürlich entsprechend auch für Gesundheitsleistungen.

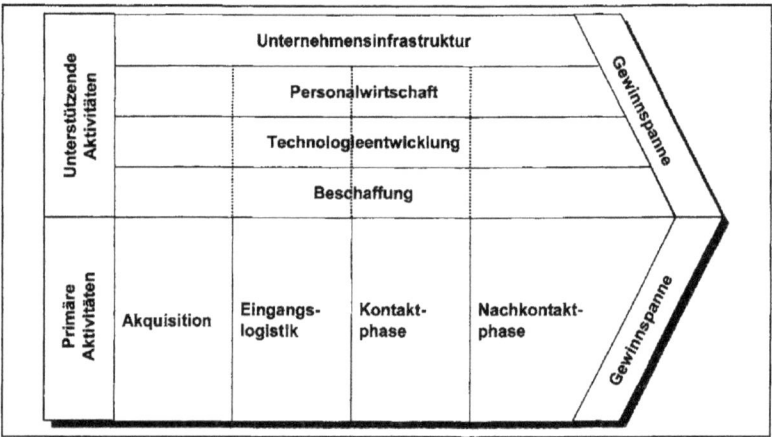

**Abbildung 2: Wertkette für Dienstleistungsunternehmen mit projektorientierter
Leistungserbringung (Altobelli & Bouncken, 1998, S. 289)**

3.2.2 Wertkette für Dienstleistungsunternehmen bei kontinuierlicher Leistungs-
erbringung

Spiegel (2003) hat diese Wertkette für Dienstleistungsunternehmen mit kontinuierlicher
Leistungserbringung weiterentwickelt (vgl. Abbildung 3). Die unterstützenden Aktivitäten beschreibt Spiegel (inhaltlich weitgehend gleich zu Porter) als Unternehmensinfrastruktur, Personalmanagement, Unternehmensentwicklung und Beschaffung (Porter:
Unternehmensinfrastruktur, Personalwirtschaft, Technologieentwicklung und Beschaffung). Die primären Aktivitäten ergänzt er nach der Akquisition um den „Aufbau der
Leistungsbereitschaft". Beide Aktivitäten zusammen bilden den „Aufbau der Ge-
schäftsbeziehung". Die nachfolgenden Aktivitäten bezeichnet er als „laufende Ge-
schäftsbeziehung" und benennt sie mit „Vorkontakt, Leistungserbringung und Nachkon-

takt". Aufgrund der kontinuierlichen Leistungserbringung in der laufenden Geschäfts-
beziehung und um den wiederholten Ablauf dieser Aktivitäten anzuzeigen sind diese
durch kreisförmige Pfeile verbunden. Da auch in Medizinbetrieben z.T. eine kontinuierliche oder wiederholte Leistungserbringung stattfindet (z.b. langjährige Behandlung
beim Hausarzt), ist eine Übertragung dieser Beschreibung der Wertkette auf Medizinbetriebe zumindest teilweise möglich und sinnvoll. Wie oben dargestellt existieren allerdings auch in Medizinbetrieben einmalige Leistungserbringungen, so z.b. in der Regel
in der Notfallversorgung.

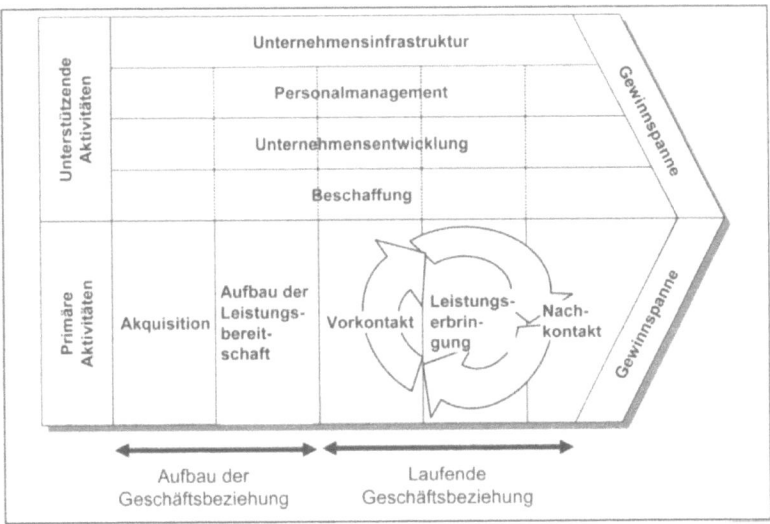

**Abbildung 3: Wertkette für Dienstleistungsunternehmen bei kontinuierlicher Leis-
tungserbringung (Spiegel, 2003, S. 35)**

3.2.3   Einschränkungen dieser Wertketten-Modelle

Aufgrund der oben beschriebenen Besonderheiten der Leistungserbringung in Medizinbetrieben sind diese Wertketten-Modelle aber auch nur eingeschränkt übertragbar. So
fehlt z.B. in lebensbedrohlichen Notfällen mit bewusstlosem Patienten die Akquisiti-
onsphase. Auch ist eine kontinuierliche Leistungserbringung nur bei einem Teil der Gesundheitsleitungen gegeben, andere werden einzelfall-bezogen erbracht.

3.3 Eigene Entwicklung einer Wertkette für Medizinbetriebe

Unter Berücksichtigung der oben aufgezeigten Besonderheiten ist es sinnvoll und notwendig, auf Basis der aufgezeigten Wertketten-Modelle eine Weiterentwicklung für Medizinbetriebe vorzunehmen:

Die primären Aktivitäten in einem Medizinbetrieb sollen dabei unterteilt werden in: Marketing/Patientengewinnung, Eintritt, Diagnostik und Therapie, Entlassung sowie Nachsorge.

Die unterstützenden Aktivitäten sollen (mit geringen Modifikationen analog Spiegel (2003) unterteilt werden in Unternehmensinfrastruktur, Personalmanagement, Unternehmens-/Technologieentwicklung und Beschaffung.

Dieses Modell lässt sich auf nahezu alle Medizinbetriebe übertragen und ist in Abbildung 4 dargestellt. Die einzelnen Aktivitäten werden nachfolgend kurz skizziert bzw. einige wesentliche Aspekte aufgezeigt. Dass mehrere dieser Wertketten eng ineinander greifen können, wird in Kapitel 4 aufgezeigt.

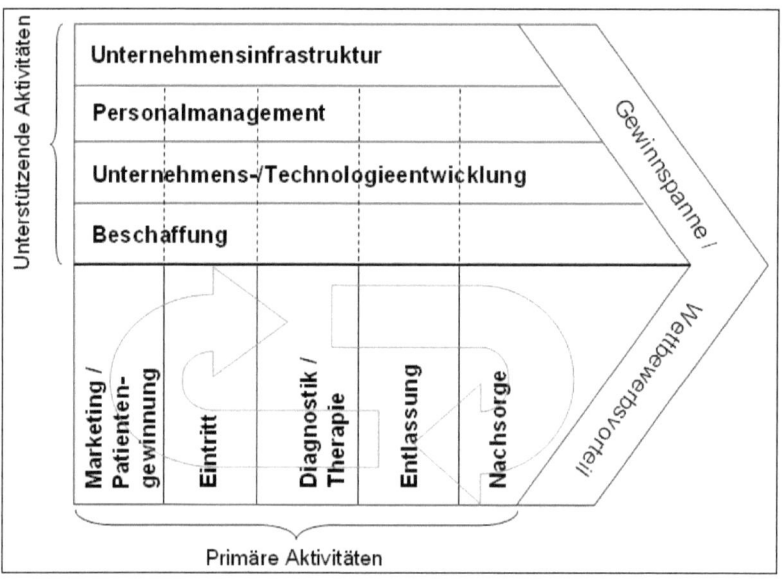

Abbildung 4: Wertkette für Medizinbetriebe, eigene Darstellung in Anlehnung an Porter

3.3.1 Primäre Aktivitäten

3.3.1.1 Marketing/Patientengewinnung

Da es sich bei Gesundheitsleistungen um Dienstleistungen handelt, die noch dazu eine Anwesenheit des Kunden (=Patienten) bedingen, ist im Vorfeld der Leistungserbringung die Gewinnung des Patienten als Kunden erforderlich. Hierzu steht eine Vielzahl von Instrumenten zur Verfügung.[13] Nicht zu vernachlässigen ist hier insbesondere auch, dass die Patienten nicht die einzigen Kunden eines Medizinbetriebes sind. Gerade auch die niedergelassenen Ärzte sind wichtige Kunden, die maßgeblichen Einfluss auf die Entscheidung der Kunden, welcher weitere Leistungsanbieter, sei es z.b. Physiotherapiepraxis oder Krankenhaus, in Anspruch genommen werden wird. Auch z.b. ein Rettungsdienst nimmt ggf. Einfluss darauf, wo der Patient weiterbehandelt wird und ist daher hier ebenso als Kunde zu betrachten.

3.3.1.2 Eintritt

Der Begriff Eintritt wird her bewusst verwendet, da der Begriff „Aufnahme" in Deutschland in der Regel mit einer stationären (Krankenhaus-)Aufnahme assoziiert wird. (Zwar ist Eintritt im schweizerischen und österreichischen Sprachgebrauch ebenso belegt, dieses wird hier aber in Kauf genommen). Der Portersche Begriff „Eingangslogistik" ist für Patienten nicht angemessen und dürfte im Sprachgebrauch Angehörigen der Gesundheitsberufe kaum vermittelbar sein.

Je nach Leistungsanbieter kommt dem Eintritt ein unterschiedlicher Stellenwert zu. So reicht auch hier das Spektrum von der kurzen Begrüßung z.b. bei einer geplanten Massagebehandlung bis zur Aufnahme in lebensbedrohlichen Notfällen im Krankenhaus. Beim Eintritt werden bereits Entscheidungen über den weiteren Ablauf der Diagnostik und Therapie getroffen werden. Der Eintritt ist gerade in Notfällen zeitlich und räumlich oft schwer von dem Beginn der nächsten Aktivität (Diagnostik und Therapie) zu trennen, diese Aktivitäten greifen ggf. eng ineinander (wie in einer tatsächlichen Kette). Aufgrund seiner besonderen Bedeutung mit Weichenstellung für den weiteren Verlauf der Behandlung wird der Eintritt hier gesondert dargestellt. So wird z.b. ggf. bereits hier über die Behandlung eines Patienten auf einem Behandlungspfad entschieden.

---

[13] (Zu den grundsätzlichen Besonderheiten des Marketings für Dienstleistungsunternehmen siehe auch Meffert & Bruhn, 2009)

3.3.1.3 Diagnostik und Therapie

Diagnostik und Therapie sind die Kernaktivität der Gesundheitsleistung. Da Diagnostik und Therapie eng ineinandergreifen und oft auch als sich wiederholte Elemente ablaufen, ist eine Trennung dieser Aktivitäten in der Wertkette nicht sinnvoll. (So kann z.b. aufgrund einer Erstdiagnose eine medikamentöse Therapie erfolgen, daraufhin erfolgt eine erneute Diagnostik, ob diese Therapie Wirkung zeigt, ggf. eine weitere Therapie usw.). Je nach Behandlung kommt ggf. auch nur die Diagnostik zur Anwendung, so z.b. bei Vorsorgeuntersuchungen. Eine Therapie ohne vorhergehende Diagnostik kommt dagegen praktisch nicht vor. Auch bei einer geplanten Maßnahme wie z.b. einer Massage führt der Masseur zuvor eine kurze Untersuchung des betroffenen Körperteiles durch. Auch z.b. vor einer geplante Medikamentengabe in einer Arztpraxis erfolgt zumindest eine grob orientierende Diagnostik (und sei es nur die Frage nach dem Befinden oder ob die Gabe zuletzt gut vertragen wurde). Besonders herausgehoben werden soll hier die interdisziplinäre Leistungserbringung ggf. auch durch mehrere „Abteilungen", also z.b. im Krankenhaus durch ein Team aus Pflege, Ärzten (ggf. unterschiedlicher Fachrichtungen), Therapeuten, medizinisch-technischen Berufen usw. unabhängig von deren Organisationsstruktur.

Pflege ist hier in dieser Aktivität nicht gesondert dargestellt, auch wenn sie z.b. bei stationärer Behandlung einen maßgeblichen Stellenwert besitzen kann. Zum Einen kommt sie nicht bei allen Medizinbetrieben/Gesundheitsleistungen vor. Zum Anderen darf die Pflege aber auch bei einer Krankenhausbehandlung nicht einziger Bestandteil sein[14]. In einer Wertkette nur für Krankenhäuser sollte sie aber aufgrund ihrer Bedeutung hier mit genannt werden. Pflege/Diagnostik/Therapie sollten in der Wertkette aber auch für ein Krankenhaus aufgrund ihrer engen Verknüpfung nicht als Aktivitäten getrennt werden. (In weiterer Untergliederung wird sich diese Aufteilung jedoch in vielen Bereichen ergeben).

3.3.1.4 Entlassung

Auch wenn der Begriff „Entlassung" im Gesundheitswesen häufig mit einer Entlassung aus einem Krankenhaus assoziiert wird, soll er hier dennoch verwendet werden. Auch für die Entlassung besteht ein breites Spektrum. Dieses reicht von einer Verabschiedung

---

[14] Vgl. die Rechtssprechung des BSG zur stationären Behandlungsnotwendigkeit nach §39 SGB V

nach ambulanter Behandlung mit oder auch ohne erneute Terminabsprache bis zur Entlassung nach stationärer Krankenhausbehandlung mit Organisation häuslicher Kranken-
pflege, weiterer pflegerischer Versorgung, Information des Hausarztes usw. Herausgestellt werden soll hier die Wichtigkeit der Informationsweitergabe, sei es an den Patienten selber oder seine Angehörigen, aber auch an weitere Behandler wie zum Beispiel
den Hausarzt, den Pflegedienst, das übernehmende Krankenhaus, die REHA-Klinik
usw.

3.3.1.5 Nachsorge

Nicht in jedem Behandlungsfall findet eine Nachsorge, Nachkontrolle o.ä. statt. Exemplarisch sei hier nur eine nachstationäre Behandlung oder ein Anruf des behandelnden
Arztes, wie z.b. ein neues Medikament vertragen werde, wie der Patient sich fühle usw.
genannt.

Aus der Nachsorge oder auch bereits aus der Entlassung kann sich ein erneuter Eintritt
des Patienten in die Wertkette ergeben. Dieses wird durch die Pfeile verdeutlicht. Da
aber z.b. auch bei einer in mehreren Phasen ablaufenden Behandlung nicht sicher ist,
dass der Patient „automatisch" wieder denselben Medizinbetrieb wählen wird, ist die
Aktivität Marketing/Patientengewinnung mit in diesen Kreislauf einbezogen.

3.3.2 Unterstützende Aktivitäten

3.3.2.1 Unternehmensinfrastruktur

Unabdingbar für alle wertschöpfenden Maßnahmen ist eine entsprechende Infrastruktur.
Herausgehoben werden soll hier nur die notwendige EDV-Infrastruktur. Grade für eine
patientenorientierte Behandlung ist eine sofortige Verfügbarkeit von Informationen im
Krankenhausinformationssystem (KIS) erforderlich. Auch für einen Behandlungspfad
ist entsprechende Software zur Planung und Dokumentation erforderliche, wenn der
Pfad nicht zusätzliche Planungs- und Dokumentationsarbeit verursachen soll. Insofern
kann durchaus erwogen werden, die Informationstechnologie im Wertkettenmodell als
eigene unterstützende Aktivität darzustellen.

3.3.2.2 Personalmanagement

Ausbildung, Weiterbildung und Motivation des Personals in allen Berufsgruppen sind
für einen Medizinbetrieb von besonderer Relevanz. Das Personal stellt (nicht nur unter
Kostengesichtspunkten) für einen Medizinbetrieb eine besonders wichtige, wenn nicht
die entscheidende Ressource dar. Da der Patient die tatsächliche Qualität der Behand-

lung oft kaum beurteilen kann, wird er auf weiche Faktoren, wie z.b. die Freundlichkeit des Personals bzw. die ihm entgegengebrachte Empathie ausweichen.

Auch um im Wettbewerb um fortschrittliche medizinische Methoden zu bestehen, sind Weiterbildung sowie Personalentwicklung unbedingt erforderlich. Auch gesetzliche Anforderungen (z.b. Fortbildungspflicht für Fachärzte, Facharztstandard) spielen hierbei eine Rolle.

Auch Entwicklungen auf dem Arbeitsmarkt sind sorgfältig zu beobachten, so z.b. der aktuelle Ärztemangel gerade in ländlichen Regionen. Insofern kommt auch der Personalgewinnung (und auch dem Halten des vorhandenen Personals) eine besondere Bedeutung zu.

3.3.2.3 Unternehmens-/Technologieentwicklung

Für einen Medizinbetrieb ist eine ständige Weiterentwicklung seiner Diagnostik- und Therapiemethoden unbedingt erforderlich. Auch hier besteht ein sehr breites Spektrum. Dieses reicht exemplarisch von der Umsetzung neuer Massagetechniken über neue Medikamente sowie neue, minimalinvasive Behandlungsmethoden bis hin zu medizinischen Großgeräten (z.B. PET-CT, Protonentherapie). Die Weiterentwicklung ist dabei oft eng mit der Weiterbildung des Personals verbunden.

3.3.2.4 Beschaffung

Auch die Beschaffung muss auf die Behandlungsmethoden und deren Änderungen abgestimmt werden. Eine Besonderheit gerade z.B. im Rettungsdienst oder Krankenhaus ist die Notwendigkeit der Vorhaltung bestimmter Materialien am Ort ihres Einsatzes (z.B. Rettungswagen, OP), um Notfälle unmittelbar und ohne jegliche Zeitverzögerung versorgen zu können. Auch aufgrund der meist wenig standardisierten Behandlungen i.S. eines Einzelleistungsfertigers findet sich in Medizinbetrieben besonders häufig eine Vorratshaltung mit Ersatz verbrauchter Güter. Eine „just-in-time" Belieferung mit Gütern ist dagegen insgesamt untypisch. Diese existiert jedoch auch in Teilbereichen (sowohl innerhalb einer Einrichtung als auch einrichtungsübergreifend) z.B. bei patientenindividuell (z.B. aufgrund der Körperoberfläche) zubereiteten/dosierten Chemotherapeutika. Vergleichbares gilt für die Abgabe von Medikamenten mit patientenindividueller Verpackung ("unit-dose")[15].

---

[15] Ausführlich beschrieben z.B. bei Meyer, Management der Arzneimittel-supply Chain (2008)

4 Praktische Konsequenzen für Medizinbetriebe

4.1 Prozesslandkarte

Der Nutzen einer Wertkette für den einzelnen Medizinbetrieb ergibt sich erst dann, wenn er anhand dieser eine (strategische) Analyse seine Prozesse durchführt. Eine mögliche Form davon ist eine Prozesslandkarte. Diese beschreibt für einen Medizinbetrieb oder über mehrere Medizinbetriebe übergreifend entweder für alle denkbaren Behandlungen oder aber auch für konkrete Behandlungen deren Ablauf als Abfolge von (Behandlungs-)Schritten/Aktivitäten. Da eine solche Prozesslandkarte nicht für alle Medizinbetriebe als „Musterlösung" erstellbar ist, sondern individuell erstellt werden muss, sind nachfolgend zwei Beispiele aufgeführt:

Die Prozesslandkarte der Klinik Hirslanden Zürich (Anhang 1) zeigt sowohl die Abfolge als auch die Interaktion der verschiedenen an der Patientenbehandlung beteiligten Prozesse. Hier werden sowohl ambulante wie auch stationäre Patienten in unterschiedlichen Fachrichtungen („medizinisch, chirurgisch, geburtshilflich") berücksichtigt. Diese Prozesslandkarte berücksichtigt also alle möglichen Gesundheitsleistungen durch diese einzelne Klinik.

Die Prozesslandkarte der integrierten Versorgung Multiple Sklerose des MS-Zentrums der Neurologischen Universitätsklinik Gießen-Marburg, Standort Gießen (Anhang 2) stellt dagegen eine einrichtungs- und sektorenübergreifende Behandlung eines bestimmten Krankheitsbildes dar. Auch „Nicht-Leistungserbringer" wie die Krankenkassen sind hier als Kooperationspartner eingebunden.

Alleine an diesen zwei Beispielen wird deutlich, dass Prozesslandkarten für Medizinbetriebe in unterschiedlicher Weise erstellt werden können und auch müssen. Eine „allgemeine" Prozesslandkarte für die Behandlung in einem Medizinbetrieb würde den Ansprüchen eines auf eine bestimmte Behandlung spezialisierten einrichtungs- und sektorübergreifenden Projektes nicht gerecht.

Bereits an diesen beiden Beispielen kann aber auch erkannt werden, dass die Erstellung einer Prozesslandkarte eine nicht-triviale Aufgabe ist. Ein komplexes Leistungsgeschehen mit allen Beteiligten (sowohl primär wertschöpfend als auch unterstützend) muss in einzelne Prozesse aufgeteilt (und grafisch dargestellt) werden.

Eine solche Prozesslandkarte ist dabei, wenn Sie wie im zweiten Beispiel spezifisch für eine Krankheitsbild bzw. eine Behandlung erstellt ist, kaum von einem entsprechenden

Behandlungspfad zu trennen. Je nach Ansatz kann daher eine gemeinsame Erstellung sinnvoll sein. (Wobei man aber beachtet sollte, dass man ggf. lieber erst den Pfad und dann als „Abfallprodukt" die Prozesslandkarte erstellen sollte, als sich ggf. bei gleichzeitiger Erstellung beider zu verlieren.)

Ist ein Behandlungsprozess erst einmal in seine Teilprozesse zerlegt und ist auch das Bewusstsein dafür, dass die Erbringung einer Gesundheitsleistung in einzelnen Teilschritten erfolgt, beim beteiligten Personal geweckt, ist der nächste logisch nachfolgende Schritt die weitere Analyse dieser einzelnen Teilprozesse. Nicht vergessen werden darf dabei die Analyse der Schnittstellen zwischen den Teilprozessen, da sich z.b. in Krankenhäusern grade hier noch besonders häufig Optimierungspotential ergibt. Ein weiterer Schritt kann dann Analyse der Kosten der einzelnen Prozesse sein. Grade in Zusammenhang mit einem klinischen Pfad ist eine solche Analyse sinnvoll.[16]

Wettbewerbsvorteile können sich dann aus der Analyse der einzelnen Prozessschritte/Aktivitäten sowie ihrer Schnittstellen ergeben. Hier sind nicht nur unmittelbar verursachte Kosten, sondern z.b. auch zeitliche Optimierungen zu nennen. Bei z.b. (politisch gewollter) weiterer Verkürzung der stationären Verweildauern sind „Wartezeiten" zwischen einzelnen Schritten in Diagnostik und Behandlung hinderlich bzw. stellen bei pauschalierter Vergütung einen Kostenfaktor dar. Ausdrücklich herausgestellt werden soll hier aber, dass Wettbewerbsvorteil nicht nur ein verminderter Ressourceneinsatz, sondern auch eine gesteigerte Leistung z.b. als verbesserte Behandlungsqualität sein kann[17]. So ist bei feststehenden Preisen ein Preiswettbewerb nicht möglich, bei gemeinnütziger Orientierung eine „Erlösmaximierung" nicht unbedingt primäres Ziel.

4.2 Supply Chain Management

Wie in den bisherigen Kapiteln bereits mehrfach angedeutet erfolgt die Erbringung von Gesundheitsleistungen eines Medizinbetriebes oft in einer verbundenen Kette von Medizinbetrieben. In diesem Kapitel sollen daher orientierend die Möglichkeiten eines

---

[16] Für weitergehende Informationen hierzu siehe ebenfalls die Literaturliste z.B. unter http://drg.uni-muenster.de/de/behandlungspfade/bpliteratur.php

[17] (Vgl. z.B. Porter, 2000, S. 182)

Managements dieser Ketten aufgezeigt werden. Ausdrücklich nicht eingegangen wird auf Lieferketten für Medikamente, Medizinprodukte oder andere ähnliche Güter[18].

Bis vor wenigen Jahren bestand im deutschen Gesundheitswesen eine sehr starke sektorale Trennung zwischen ambulanter und stationärer Behandlung. Ausnahmen stellten dabei nahezu ausschließlich das Belegarztwesen und Ermächtigungen von Krankenhausärzten dar. Durch die letzten Reformgesetze haben sich viele interessante Änderungen und neue Möglichkeiten ergeben. Allerdings besteht die Sektorengrenze weiterhin, sie ist nur durchlässiger geworden. Beispiele hierfür sind z.b. die erweiterten Möglichkeiten für Krankenhäuser zur ambulanten Behandlung von seltenen oder schwerwiegenden Erkrankungen (§116b SGB V) oder die Möglichkeit zur Anstellung niedergelassener Ärzte durch das Vertragsarztrechtsänderungsgesetz (zum 1.1.2007) sowie die Einführung der Integrierten Versorgung (IV)[19]. Gerade die IV bietet Möglichkeiten zur „Verknüpfung" von Wertketten unterschiedlicher Leistungserbringer/Medizinbetriebe, so dass eine organisierte (und nicht „zufällige") Wertschöpfungskette entsteht. Dann wird auch ein Management dieser Kette im Sinne eines Supply Chain Managements interessant. Beispiele für in diesem Zusammenhang zu stellende Fragen sind: Wie wird sichergestellt, dass die vorliegenden Informationen ohne Verluste oder Verzögerungen weitergegeben werden?[20] Wer steuert den Patienten durch die beteiligten Betriebe? Wer informiert die Betriebe, welcher Patient wann wohin kommt? Wann sind die Voraussetzungen zum Übertritt in den nächsten Betrieb gegeben (zum Beispiel aus Akutkrankenhaus in REHA-Klinik)? Wie wird die mit dem Kostenträger vereinbarte Paketvergütung zwischen den Betrieben aufgeteilt?

Gegenwärtig werden die meisten IV-Verträge von den beteiligten Leistungserbringern selbst gestaltet und gesteuert. Die Bedeutung von Managed Care wird aber zunehmen,

---

[18] Eine ausführliche Darstellung und Analyse der Wertschöpfungskette für Produkte im Gesundheitswesen von Hersteller über Verteilung zum Endabnehmer (Leistungserbringer oder Patient) findet sich z.b. bei Burns, The Health Care Value Chain (2002)

[19] Diese wurde zwar bereits durch die Gesundheitsreform 2000 eingeführt, erlangte allerdings erst durch die Änderungen durch das GKV-Modernisierungsgesetz (Anschubfinanzierung, Wegfall der zwingenden Beteiligung der KV) ab 1.1.2004 eine relevante Bedeutung; Paragraph 140 a-d SGB V
Zum Stichtag 31.12.2008 waren 6.183 Verträge für 4.011.012 Versicherten (Planzahl) gemeldet. (Gemeinsame Registrierungsstelle zur Unterstützung der Umsetzung des § 140d SGB V)

[20] Vgl. hierzu z.B. Strotbek und Schlaudt über Informationsverluste beim Sektorenwechsel (2005)

ggf. werden sich auch in Deutschland „Health Maintenance Organisations" (HMO)[21] etablieren. Somit kann davon ausgegangen werden, dass sich zukünftig interessante Betätigungsfelder für Management-Gesellschaften ergeben werden. Hieraus kann sich ein verstärkter Wettbewerb ergeben, sowohl um die Patienten als auch für Leistungserbringer um die Teilnahme an einem Vertrag/Programm sowie auch für diese Organisationen untereinander. Schnittstellenoptimierungen stellen dabei Wettbewerbsvorteile dar. Ein besonderes Augenmerk wird dabei auch eine Optimierung/Anpassung der EDV-Schnittstellen darstellen. Dadurch wird nicht nur ein „reibungsloser" Weg des Patienten, sondern auch seiner Daten durch die Wertschöpfungskette ermöglicht werden. Aufgrund verschiedener proprietärer Systeme mit unvollständigen Schnittstellen nicht nur zwischen den Sektoren, sondern z.T. auch innerhalb der Sektoren werden hier erhebliche Anstrengungen erforderlich sein.[22]

Als weiteres Beispiel für Verträge, die eine besonders enge Abstimmung der beteiligten Leistungserbringer benötigen, können regionale Versorgungsbudgets in der Psychiatrie genannt werden.[23]

In Abhängigkeit von kommenden (gesetzlichen) Entwicklungen wird es zu einem verstärkten Wettbewerb kommen.[24] Kunden einer Managementorganisation werden dabei nicht nur die Patienten, sondern auch die Leistungserbringer und die Kostenträger sein. Eine genaue Analyse und ein reibungsloser Ablauf der „Behandlungskette" werden dabei nicht nur Kosten-, sondern auch Qualitätsvorteile bewirken können. Auch der Patient wird einen abgestimmten Ablauf der gesamten Behandlung positiv wahrnehmen.

---

[21] Auch wenn diese derzeit in Deutschland gesetzlich nicht verankert sind, könnte diese ein Ergebnis der weiteren Entwicklung der (gesetzlichen) Rahmenbedingungen sein.

[22] So ist der HL7-Schnittstellenstandard praktisch nur im stationären Bereich vertreten.

[23] (Vgl. z.B. Deister, Roick, Zeichner & Ziegler, 2005, auch wenn hier die niedergelassenen Ärzte noch nicht einbezogen sind.)

[24] Eine denkbare Möglichkeit sind dabei z.B. Selektivverträge der Kostenträger für elektive Leistungen, „elektiv wird selektiv" (Leber, Malzahn & Wolff, 2007)

5 Zusammenfassung und Ausblick

Das Portersche Konzept der Wertkette eignet sich – mit geringen Modifikationen aufgrund der aufgezeigten Besonderheiten von Gesundheitsleistungen – auch zur Prozessanalyse in Gesundheitsbetrieben. Hierdurch können die einzelnen Aktivitäten/Prozesse bei der Erbringung von Gesundheitsleistungen dargestellt werden – unabhängig davon, welche „Abteilungen" daran beteiligt sind Als Ergebnis der Analyse kann zum Beispiel eine Prozesslandkarte erstellt werden. Neben der Analyse der einzelnen Prozesse ist dann eine Analyse der Schnittstellen zwischen den Prozessen möglich und notwendig.

Wie auch in anderen Branchen werden Gesundheitsleistungen häufig als Abfolge mehrerer Wertketten einzelner Medizinbetriebe, also als Wertschöpfungskette, erbracht. Den Schnittstellen der beteiligten Betriebe kommt dann eine besondere Bedeutung zu, damit die „Kettenglieder" mehrere Ketten weiter reibungslos ineinander greifen und die Behandlung des Patienten lückenlos erfolgt. Die Integrierte Versorgung (IV) kann hier als ein besonderes Beispiel genannt werden. Es ist davon auszugehen, dass dem Management solcher Behandlungsketten (im Sinne eines Supply Chain Managements) zukünftig eine verstärkte Bedeutung zukommen wird.

Zwischen Wertketten/Wertschöpfungsketten und klinischen Behandlungspfaden bestehen enge Parallelen, da beide den „Weg" des Patienten durch die Behandlung beschreiben.

Im Rahmen der Prozessdarstellung sind auch Analysen der Kosten der einzelnen Prozesse und Prozessschritte möglich und sinnvoll. Die Komplexität dieser Analyse steigt mit der Komplexität der Behandlung und der Anzahl der Beteiligten. Sowohl für einen „Ein-Personen-Betrieb" wie z.B. eine Physiotherapeuten-Einzelpraxis mit einer Wertkette als auch für eine komplexere Leistungserbringung mit mehreren verbundenen Wertketten, z.B. mit z.B. Notfallversorgung, akutstationärer Behandlung und ambulanter und/oder stationärer Rehabilitation ist eine solche Analyse möglich und sinnvoll.

All dieses macht die Wertkette mit den darauf aufbauenden Instrumenten zu einem interessanten Werkzeug – im „Werkzeugkasten" der vorhandenen Instrumente.

Abschließend erwähnt werden soll hier noch einmal, dass Porter die Analyse der einzelnen Aktivitäten zur Sicherung von Wettbewerbsvorteilen beschreibt. Mit zunehmendem Wettbewerb (unerheblich ob z.B. um Qualität, Geschwindigkeit oder Kosten) auch im Gesundheitswesen wird daher die Bedeutung auch dieser Analysemethode wachsen.

6 Literaturverzeichnis

Altobelli, C. F. & Bouncken, R. (1998). Wertkettenanalyse von Dienstleistungsanbietern. In Meyer,A. (Hrsg.), *Handbuch des Dienstleistungsmarketing Band 1* (1. Aufl., S. 282-297). Stuttgart: Schäffer-Poeschel Verlag.

Burns, L. R. (2002). *The Health Care Value Chain - Producers, Purchasers, and Providers*. (1. Aufl.). San Francisco: Jessey-Bass.

Council of Supply Chain Management Professionals (CSCMP). CSCMP Supply Chain Management Definitions. Abgerufen am 24.03.2009 unter http://cscmp.org/aboutcscmp/definitions.asp

Deister, A., Roick, C., Zeichner, D., & Ziegler, B. (2005). Kein Anreiz zur Fallzahlausweitung. In *Deutsches Ärzteblatt* 102(38) A 2532-2534.

DRG-Research Group Universitätsklinikum Münster. Definition klinischer Behandlungspfad. Abgerufen am 24.03.2009 unter http://www.drg-research.de/de/behandlungspfade/bpdefinition.php

Gemeinsame Registrierungsstelle zur Unterstützung der Umsetzung des § 140d SGB V. Gemeldete, zum Stichtag geltende Verträge zur integrierten Versorgung nach Versorgungsregion, Stichtag: 31.12.2008. Abgerufen am 26.03.2009 unter http://www.bqs-register140d.de/

Kaplinsky, R. & Morris, M. (2001). *A Handbook for Value Chain Research*. Sussex: Institue of Developing Studies.

Klinik Hirslanden Zürich. ISO-Zertifizierung für die Klinik Hirslanden Zürich. Abgerufen am 26.03.2009 unter http://www.hirslanden.ch/images/HI_ISO_Zertifizierung.pdf

Leber, W.-D., Malzahn, J. & Wolff, J. (2007). Elektiv wird Selektiv - Ein Vorschlag für einen nach Krankenhausleistungen differenzierenden Ordnungsrahmen ab 2009. Abgerufen am 26.03.2009 unter http://www.aok-

gesundheitspartner.de/imperia/md/content/gesundheitspartner/bund/krankenhaus/publik
ationen/elektiv_wird_selektiv_23_04_2007.pdf

Meffert, H. & Bruhn, M. (2009). *Dienstleistungsmarketing Grundlagen - Konzepte -
Methoden.* (6. Aufl.). Wiesbaden: Gabler.

Meyer, N. (2008). *Management der Arzneimittel-supply Chain.* (1. Aufl.). Münster: Lit-
Verlag.

Moscho, A., Rowold, M., & Wettke, J. (2006). Schlankheitskur mit Modellcharacter. In
Deutsches Ärzteblatt 103(7) A 390-394.

Oschmann, P. & Anders, D. (2006). Von der Versorgungsforschung zur Integrierten
Versorgung am Beispiel der Multiplen Sklerose. In *das Krankenhaus* (5) 402-407.

Porter, M. E. (2000). *Wettbewerbsvorteile (competitive advantage) Spitzenleistungen
erreichen und behaupten.* (6. Aufl.). Frankfurt u.a.: Campus-Verl.

Seelos, H.-J. (2000). *Wörterbuch der medizinischen Informatik.* (1. Aufl.). Berlin; New
York: de Gruyter.

Spiegel, T. (2003). *Prozessanalyse in Dienstleistungsunternehmen. Hierarchische
Integration strategischer und operativer Methoden im Dienstleistungsmanagement.*
Wiesbaden: Gabler.

Wikipedia. Supply Chain Management. Abgerufen am 24.03.2009 unter
http://de.wikipedia.org/wiki/Supply_Chain_Management

7 Anhang

Anhang 1: **Prozesslandkarte der Klinik Hirslanden Zürich. (Quelle: Klinik Hirslanden Zürich, 2009)**

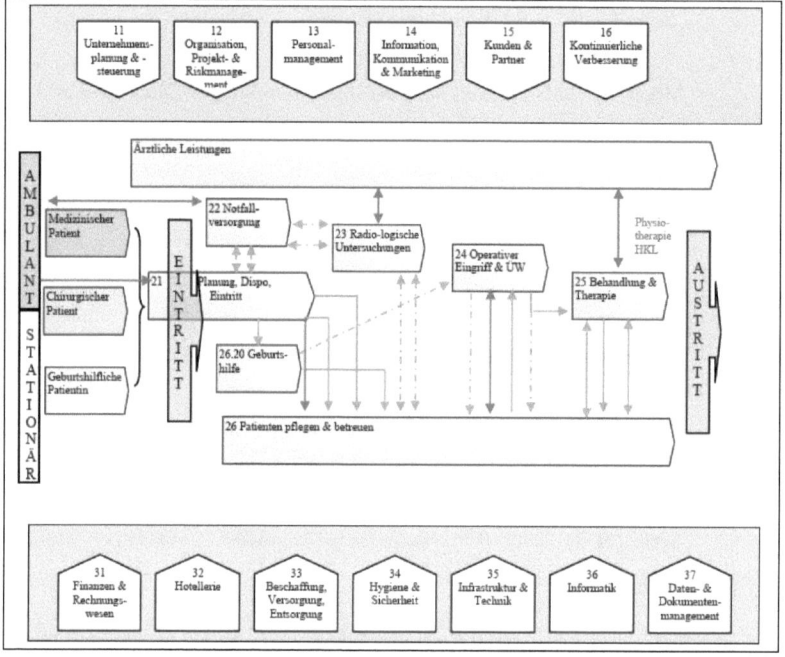

Anhang 2: **Prozesslandkarte der integrierten Versorgung Multiple Sklerose des MS-Zentrums der Neurologischen Universitätsklinik Gießen-Marburg, Standort Gießen. (Quelle: Oschmann und Anders, 2006)**

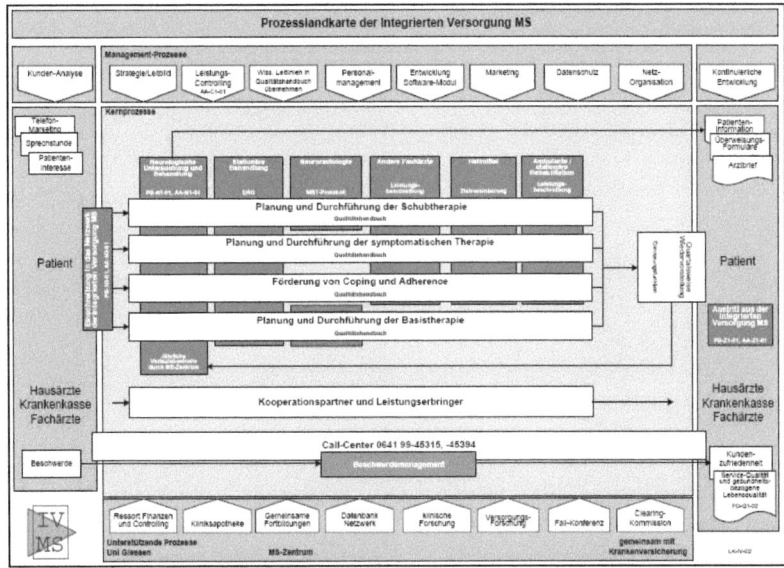